AF579546

LA GREFFE

A LA PORTÉE

DES CLASSES POPULAIRES

PAR

Marius FAUDRIN

Professeur d'Arboriculture, auteur du *Bon Arboriculteur fruitier*,
ancien Elève de M. J.-B. Brémond
et membre de plusieurs Sociétés savantes.

Illustrée de 46 vignettes

PRIX : 1 FRANC

MARSEILLE

TYPOGRAPHIE DE MARIUS OLIVE

Rue Sainte, 39.

1873

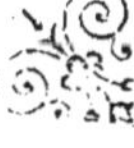

L'Auteur se fera un plaisir d'adresser son ouvrage aux personnes qui le lui demanderont, et de leur donner tous les renseignements qui peuvent intéresser la science arboricole.

AVANT-PROPOS

Il est reconnu aujourd'hui que la production fruitière peut doter notre Pays d'une nouvelle source de richesses. Nous considérons donc comme un impérieux devoir pour nous de chercher à vulgariser les moyens qui peuvent contribuer au développement de cette belle et utile branche de la culture du sol.

Parmi ces moyens, un des plus propres à atteindre ce but est, à notre avis, la *Greffe*, ou la transformation, en bons sujets, des arbres à fruits inférieurs qui, généralement, sont encore les représentants les plus nombreux de nos plantations.

Ce besoin est tellement évident qu'il a déjà porté plusieurs arboriculteurs à écrire sur cet art ; mais, l'élévation du prix de leurs ouvrages ou les détails trop compliqués qu'ils contiennent, nous paraissent avoir été, jusqu'ici, le seul obstacle qui ait empêché sa pratique de prendre toute l'extension désirable. Nous venons essayer de remédier à cet inconvénient, en remplaçant les gros traités par la publication de cet opuscule.

Pour confectionner notre modeste travail, nous avons puisé aux meilleures sources et nous n'avons admis que ce que nous avons trouvé de simple, de clair et de précis.

Afin d'en faciliter l'intelligence, nous y avons intercalé de nombreuses figures.

Enfin, pour compléter notre œuvre, nous avons jugé indispensable d'y joindre la liste des variétés de fruits les plus recommandables.

Nous nous adressons particulièrement aux élèves des écoles primaires, qui pourront s'initier à ces connaissances sans nuire à leurs autres devoirs classiques.

Entre les mains de la jeunesse, cet ouvrage serait aussi un enseignement moralisateur, en lui inspirant le goût des travaux agricoles et lui apprenant à triompher en elle de la nature ou à améliorer par de patients efforts les dons qu'elle en a reçus.

Par l'application des principes qui vont suivre et grâce à notre climat privilégié, ainsi qu'à l'excellence de notre sol, nous nous maintiendrons les premiers comme producteurs des beaux et bons fruits, et mériterons à la France le titre glorieux de *Verger de l'Europe*.

Châteauneuf-de-Gadagne (Vaucluse), le 1er Janvier 1873.

DE

LA GREFFE

Cet ingénieux procédé de multiplication consiste à employer, au lieu d'un pépin ou d'un noyau, un bouton, un rameau, etc., qu'on nomme *Greffon*, et au lieu de le confier au sol, à le confier à un autre árbre, qu'on appelle *Sujet*.

Roger-Schabol (*) s'exprime ainsi (et son opinion nous paraît la plus fondée) pour expliquer l'origine de la greffe : « On aura vu, dit-il, deux arbres étendant au loin leurs branches souples qui se seront croisées. Ces branches, grossissant, seront devenues plus pesantes à proportion du plus grand nombre de leurs rameaux ; celle de dessus aura appuyé sur celle de dessous. Le vent, à force de les agiter, aura causé, par le frottement réitéré, des contusions, des déchirements et enfin une double excoriation à la peau. La sève

(*) Habile jardinier du 18me siècle, auteur de la *Pratique du Jardinage*.

alors, venant pour cicatriser les plaies, n'aura pas pu pénétrer dans l'endroit où leur bois se touchait, et les deux sèves, se rencontrant, auront formé deux bourrelets qui se seront soudés et confondus, en sorte qu'il n'aura plus été possible de les séparer au nodus qui les joignait. Un des arbres sera mort; sa branche inoculée par la nature n'en aura pas moins subsisté et en aura produit d'autres et même des fruits. De ce phénomène, on aura conclu que si la sève d'un arbre se communique à une branche étrangère, on pourait, en imitant artificiellement la nature, arriver au même résultat». Ensuite, par d'heureuses expériences, on est parvenu, en le diversifiant pour ainsi-dire à l'infini, à mener cet art à sa perfection.

La greffe offre de nombreux avantages : elle permet de reproduire promptement, en les améliorant même, les variétés de fruits qu'on veut propager; elle favorise la grosseur, la couleur et la saveur des fruits, tout en hâtant l'époque de leur maturité : enfin elle rend les arbres propres à résister dans à peu près toutes sortes de terrains.

Pour greffer avec succès, l'essentiel est de faire correspondre, aussi exactement que possible, les conduits séveux du sujet avec ceux du greffon, c'est-à-dire l'*Aubier* couche la plus externe du bois) et le *Liber* (couche la plus interne de l'écorce).

Voici comment la reprise s'effectue : Une fois que les parties sont convenablement disposées, la sève du sujet ne tarde pas à déposer, au point de jonction, des éléments de tissu cellulaire. De son côté aussi, le greffon agit de même, et, lorsque ces nouveaux organes sont en contact, bientôt ils se confondent A partir de ce moment la transmission a lieu. Quand le fluide séveux est entré dans le greffon, il fait pression sur les boutons qui alors s'allongent en bourgeons (productions foliacées) dont la constitution se suffit pour continuer leur existence.

La réussite ne dépend pas seulement d'une coïncidence parfaite des libers et des aubiers, il est encore indispensable d'associer les essences d'arbres de même nature, l'expérience ayant démontré que l'union est d'autant plus complète que les sujets et les greffons présentent entr'eux plus de conformité dans leur mode de végétation et de fructification. Ainsi, on ne peut pas greffer un poirier sur un abricotier et encore moins sur un orme. Quant aux greffes hétérogènes dont parlent les jardiniers anciens : de la greffe de vigne sur le noyer, pour avoir des grappes de fruits huileux, du rosier sur le cassis, pour avoir des roses noires, etc., on peut tenir pour certain que ces phénomènes n'ont jamais existé.

Cependant la pratique prouve que l'on peut allier des arbres présentant des caractères différents :

Ainsi le *poirier* peut non-seulement être greffé sur *Franc*, c'est-à-dire sur *lui-même*, *Sauvageon* ou *Egrain*, mais encore sur *Cognassier*, sur *Sorbier* et sur *Aubépine*. La greffe sur *franc* convient particulièrement pour les grandes formes, et pour les terrains secs, les racines de cette sorte de sujet, en s'enfonçant, se mettent ainsi d'elles-mêmes à l'abri de la sécheresse. La greffe sur cognassier produit des arbres de vigueur modérée, et les plus convenables pour les terrains frais, les racines de cet arbre en se développant près de la surface du sol, se plaçent de cette manière à l'abri de la trop grande humidité. Enfin, la greffe sur sorbier et sur aubépine forme des arbres rustiques qui peuvent vivre dans les plus mauvais sols.

Le *Pommier* n'accepte que les différents sujets de son espèce : le *Franc*, le *Doucin* et le *Paradis* (*).

Cet arbre, quoique très-voisin, par ses caractères botaniques, du poirier, refuse, généralement, de s'y associer. Le Pommier Franc est propre à créer les hautes-tiges ; le pommier Doucin, les formes ordinaires, et le pommier Paradis, les petites formes. Ces deux dernières sortes de sujets, le Paradis surtout, réclament les terrains frais et substantiels.

Le *Cognassier* sert plutôt employé comme sujet que comme greffon : il ne reprend convenablement que sur franc.

Le *Prunier* ne se plaît que sur ses congénères : sur *Saint-Julien* et sur *Damas noir*, pour les arbres de Verger, et sur *Myrobolan*, pour les arbres de jardin (**).

(*) Le *Pommier franc* se distingue à sa végétation fougueuse et à ses productions armées ordinairement de piquants; le *Pommier Doucin*, à sa végétation modérée, et à ses racines fibreuses, et le *Pommier Paradis*, à son développement toujours faible, à sa fertilité excessive, et à ses racines chevelues et noirâtres.

(**) Le *Prunier Saint-Julien* est une variété rustique; les jardiniers anciens lui donnaient la préférence pour greffer les belles sortes de prunes « par la raison, disaient-ils, que la sève est fort douce et l'écorce amiable ».

Le *Prunier Damas noir* est également une variété rustique à petits fruits que l'on multiplie de noyaux et dont les sujets qui en résultent sont toujours vigoureux.

Le *Prunier Myrobolan* est un sujet d'une bonne vigueur et ayant le grand avantage de ne pas drageonner. Il produit un fruit qui ressemble, par la grosseur comme par la couleur, à une très-belle cerise, mais dépourvue de qualité.

Le *Cerisier* reprend sur *Franc*, sur *Merisier* et sur prunier *Mahaleb* (*).

L'*Abricotier* se greffe sur *Franc*, sur *Prunier* et sur *Amandier*. Sur ce dernier sujet, il prend moins de développement, mais donne des fruits plus colorés et plus savoureux.

Le *Pêcher* réussit, greffé sur *lui-même*, sur *Amandier* sur *Prunier* et sur *Abricotier*. Le choix de ces sujets est subordonné à la nature du sol : le pêcher franc et l'abricotier demandent les bons terrains ; l'amandier, les terrains secs, et le prunier, les terrains frais.

Les autres espèces fruitières : *Amandier*, *Figuier*, *Olivier*, *Noyer*, etc., ne s'accommodent que de la greffe sur franc.

Quels que soient l'époque et le genre de greffe qu'on opère, on doit profiter, autant que possible, d'un temps calme, tempéré et un peu couvert : le vent, les grandes chaleurs et la pluie étant contraires à la reprise.

Toute partie de l'arbre indistinctement n'est pas également bonne à servir de greffon, il faut préférer les rameaux *à bois* de la grosseur d'un tuyau de pipe ordinaire et munis de boutons bien apparents. Il importe aussi de les prendre sur des arbres adultes, sains, vigoureux et fertiles de gros et bons fruits.

Pour les *greffes en vert*, c'est-à-dire pour celles qu'on exécute durant la végétation, les rameaux pour greffons doivent pareillement être choisis dans les

---

(*) Le *Merisier* est une variété de cerise sauvage fort commune dans certaines forêts de l'Est de la France.

Le *Mahaleb ou Bois de Ste-Lucie*, croît spontanément, en certaines contrées, dans les lieux incultes et dans les bois. On l'appelle Ste-Lucie parce qu'il se trouve très-abondant à Ste-Lucie, près de St-Mihiel (Meuse).

mêmes conditions. Aussitôt détachés de l'arbre, on les débarrasse de leur extrémité herbacée et de toutes leurs feuilles, ne laissant subsister, de ces dernières, qu'environ 0m,01 cent. du pétiole (queue de la feuille), pour protéger le germe ou œil placé à leur aisselle, et aussi, dans certaines sortes de greffes, pour aider à l'exécution de l'opération.

Lorsqu'on ne peut employer de suite les greffons, on doit, pour les conserver frais, les mettre *Stratifier*, c'est-à-dire les enfouir dans du sable frais. Ainsi placés, ils peuvent se conserver, dans leur état normal, pendant plusieurs mois. Cette observation ne s'applique qu'aux greffes du printemps.

Quand les greffons sont destinés à subir un long voyage, on les pique, du côté du gros bout, dans une pomme de terre ou dans une boule de glaise humide ; après, on les place dans une boîte et l'on garnit les intervalles avec de la mousse fraîche. Avec ces précautions les greffons peuvent, sans s'altérer, être transportés à de grandes distances.

Pour assujettir les greffons aux sujets, on se sert de liens. Les ligatures souples et aplaties, consistant en lanières d'écorce de mûrier, tilleul, etc., sont les plus convenables. On lie sans faire de nœud, en passant le second tour sur le premier, et le dernier sous l'avant-dernier.

Les plaies nécessitées par la greffe doivent être recouvertes d'un englument quelconque, afin de les préserver du contact désorganisateur de l'air et rendre leur cicatrisation plus facile.

Ces compositions sont connues sous les noms d'*Onguents* et de *Cires* ou *Mastics* à greffer.

L'onguent de *Saint-Fiacre*, considéré comme le

meilleur, est formé d'un mélange de terre glaise et de bouse de vache. Cet englument offre des inconvénients; il se fendille au soleil, et sert de refuge aux insectes. Pour le retenir sur les plaies, il est indispensable de le recouvrir d'un linge qu'on a soin de bien ficeler.

Les cires à greffer valent mieux. On en distingue de deux sortes : les cires qui s'emploient *à chaud* et celles qui s'emploient *à froid* ; les premières réclament l'embarras d'un réchaud et altèrent quelquefois les greffons dont la reprise alors est compromise.

On donnera donc la préférence aux cires à froid (*).

Pendant environ une quinzaine de jours, c'est-à-dire jusqu'à la réussite, il convient de garantir les greffons des greffes en vert, contre les rayons brûlants du soleil, à l'aide d'une feuille ou d'un cornet de papier, et, aussitôt le développement des greffons, de placer des baguettes, pour y palisser les bourgeons, afin de les préserver de la violence du vent et autres accidents.

Enfin, le greffeur doit se munir des instruments nécessaires qui sont : le *Greffoir*, la *Serpette*, le *Sécateur* et la *Scie à main*.

(*) Après les avantages que nous lui avons reconnus, nous recommandons le *mastic à greffer* de Peretti.

Voici son mode d'emploi : Il faut d'abord se mouiller les doigts pour que la composition ne s'y prenne pas ; ensuite, on l'étend sur les plaies où elle adhère parfaitement, bravant le soleil et la pluie.

Le dépôt se trouve à Marseille, chez l'inventeur, M. de Peretti, pharmacien, rue d'Aix, 13. — Prix : 2 fr. le kilogramme.

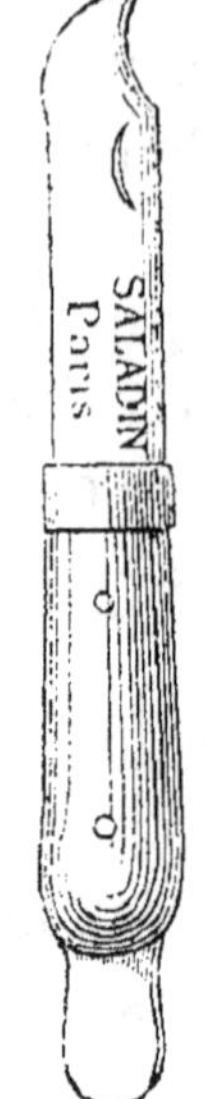

Fig. 1

Le greffoir, fig. 1, est une sorte de petit couteau muni d'une lame un peu arrondie à son sommet du côté du tranchant. Le manche porte à son talon, une *spatule* ordinairement en buis ou en ivoire.

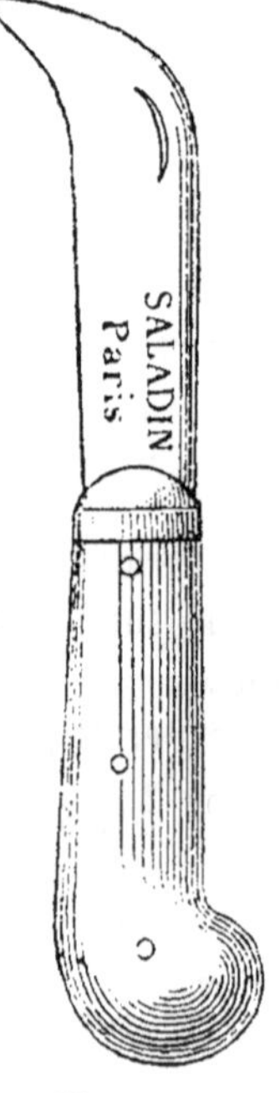

Fig. 2

La serpette, fig. 2, est un outil trop connu pour qu'il soit utile de le décrire. Son emploi réclame, de la part de l'opérateur, beaucoup de pratique et une certaine dextérité. Cet instrument pour être bien conditionné, doit avoir la lame en acier de première qualité et décrire une courbe ni trop ni trop peu prononcée ; c'est-à-dire suivant l'angle d'environ 45 degrés.

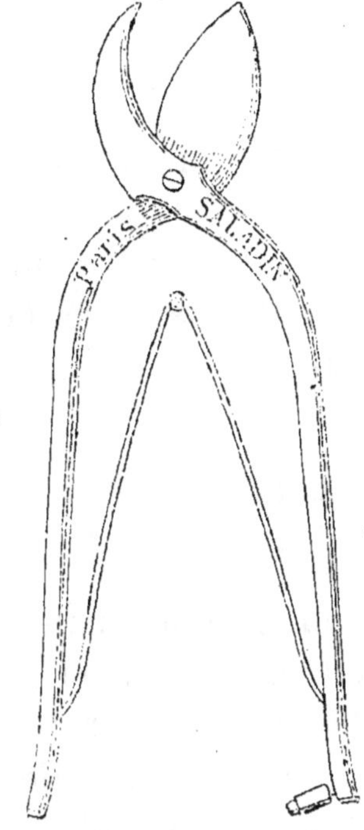

Fig. 3

Le sécateur, fig. 3, est un outil construit sur le modèle des ciseaux. Sa légéreté et son maniement commode le font, aujourd'hui, remplacer la serpette.

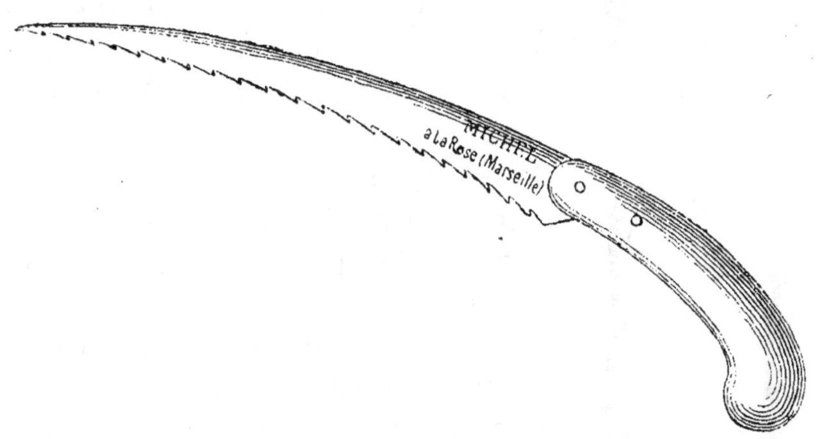

Fig. 4

La scie à main, fig. 4, doit avoir la lame mince, flexible et dentée de façon à tracer une large voie. Après avoir amputé avec cet instrument, il faut toujours approprier la plaie avec la serpette pour enlever de la coupe les bavures, qui en retardent le recouvrement.

Les manières d'exécuter la greffe sont nombreuses, puisque un auteur du siècle dernier (Noisette) en cite plus de cent, mais bon nombre n'ayant qu'une valeur très-secondaire, nous les passerons sous silence et ferons seulement connaître les plus utiles.

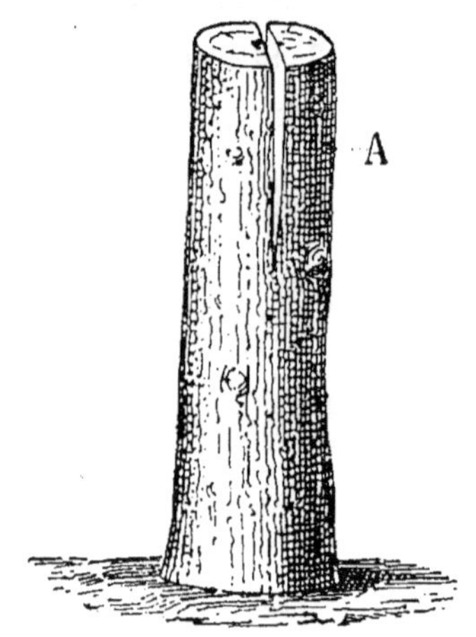

Fig. 5

GREFFES EN FENTE

La greffe en fente ordinaire, consiste à couper d'abord la tige ou la branche à opérer, sur une partie saine, fig. 5. Si le sujet est petit, on la rabat à l'aide de la serpette ou du sécateur, et, s'il est gros, à l'aide d'une scie. Ensuite, on ouvre sur l'aire de la plaie, *et de façon à respecter la moelle* (partie centrale du tronc) une fente longitudinale, de 3 à 4 cent. environ de profondeur, bien nette, sans bavure ni déchirure, ce que l'on obtient en fendant, avec l'outil, par un mouvement de bascule, et l'on maintient la fente entr'ouverte au moyen d'un coin en bois sec et dur. Après avoir ainsi préparé le sujet, on apprête les greffons. Ces rameaux, fig. 6, d'une longueur d'environ 0^{m},10, doi-

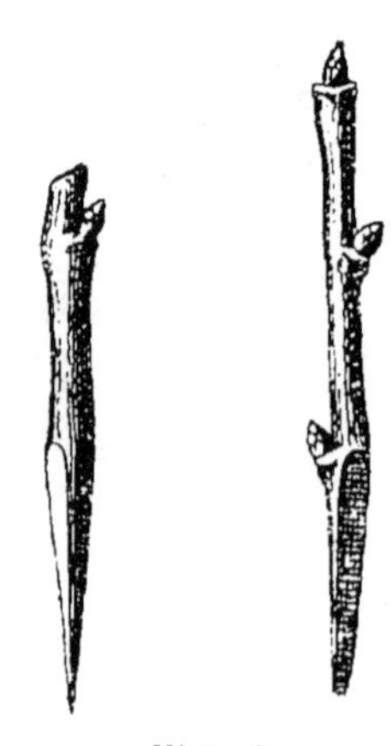
Fig. 6

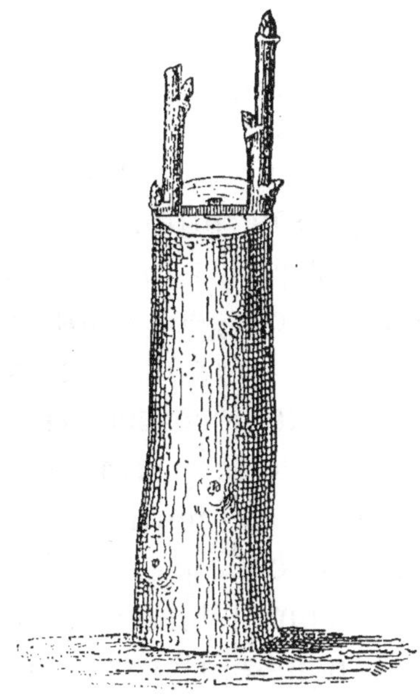
Fig. 7

vent porter deux ou trois boutons à bois et, quand faire se peut, le bouton terminal, qui a la faculté d'absorber plus de sève que les autres ; on aiguise la base des greffons, sur une portion d'environ 0m, 03, en angle aigu : cela fait, on introduit, fig. 7, la portion entaillée des greffons dans le fente du sujet, et on retire le coin dont l'absence fait rapprocher les parties disjointes. Si la pression exercée contre les greffons est assez forte, on peut se dispenser de ligaturer. On termine l'opération par l'application du mastic à greffer sur tous les points de la plaie.

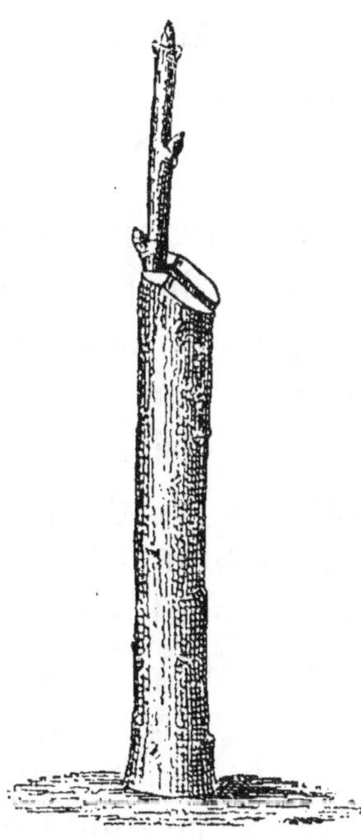
Fig. 8

Si l'arbre à greffer est jeune et qu'il ne puisse supporter qu'un seul greffon, fig. 8, au lieu de tailler le tronc transversalement, on le taille en biseau tronqué. Par cette simple modification, la reprise est plus assurée et la cicatrisation de la plaie plus facile.

Les greffes en fente se pratiquent généralement au printemps, au moment de l'ascension de la sève, mais il serait avantageux de les faire en automne, lors du déclin de la végétation.

Pendant l'été qui suit l'opération de la greffe, le sujet ne doit pas être abandonné à son propre développement, on doit chercher à renforcer les greffons le plus possible. A cet effet, quand les bourgeons ont environ $0^m,10$ de longueur, on pince ceux de l'arbre, c'est-à-dire qu'on leur enlève la pointe herbacée. Il est préférable d'écimer ces pousses que de les retrancher, afin de conserver au sujet beaucoup de feuilles, qui sont les organes-nourrisseurs par excellence. L'hiver suivant, ces rameaux sont ensuite complétement enlevés. Par ce procédé, les greffons poussent et se maintiennent très-vigoureux.

GREFFE EN FENTE ANGLAISE ORDINAIRE

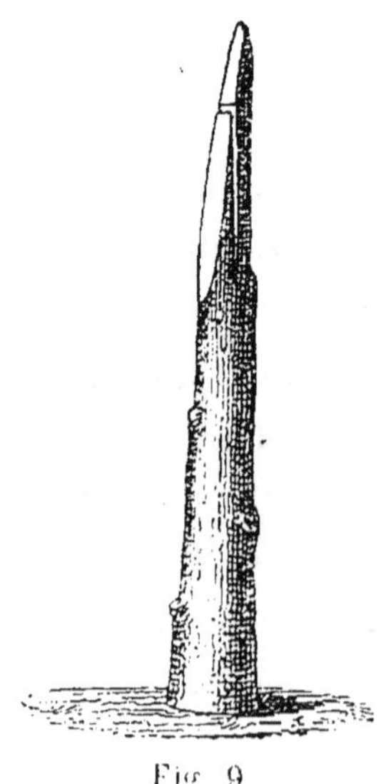

Fig. 9

La greffe en fente anglaise ordinaire est sans contredit la plus curieuse et une des plus solides: elle se pratique aux mêmes époques que les précédentes. Pour la réaliser, on choisit, pour sujet, fig. 9, une jeune tige ou une jeune branche de la grosseur au plus du petit doigt et on la coupe en biseau très-allongé; ensuite, sur les deux tiers supérieurs de la plaie, on ouvre une fente d'environ deux centimètres de longueur. Le greffon, fig. 10, choisi de même dimension que le sujet, est aussi coupé et fendu de même, mais en sens opposé. Après, fig. 11, on enchâsse l'esquille de l'un dans la fente de l'autre, de manière que les plaies se couvrent parfaitement. On ligature délicatement et l'on mastique.

On peut également employer pour greffon un rameau plus petit que le sujet, pourvu qu'on ajuste bien les écorces d'un côté.

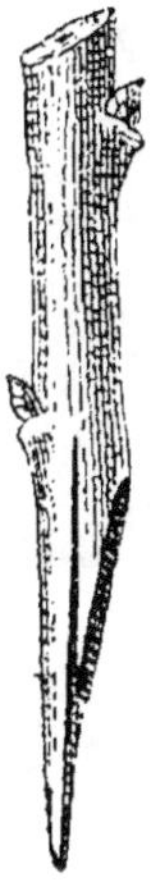

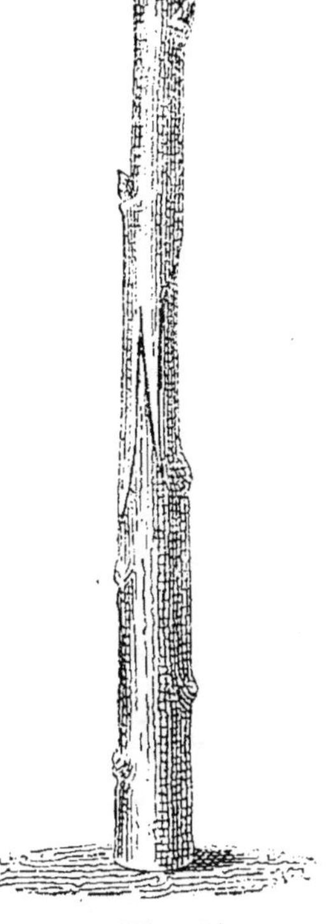

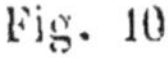

Fig. 10

Fig. 11

GREFFE EN FENTE ANGLAISE PERFECTIONNÉE

—

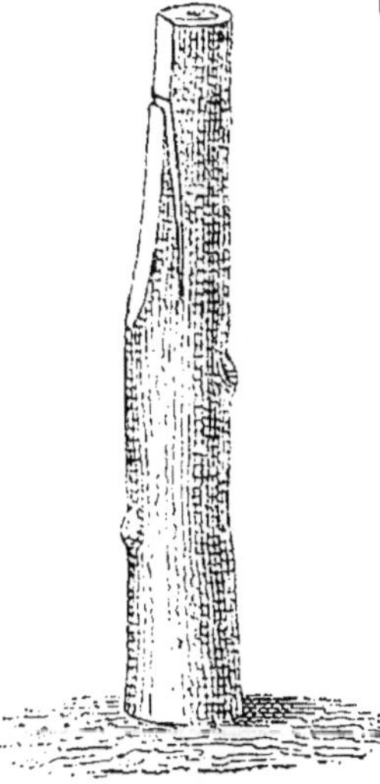

Au lieu de faire la plaie du sujet entièrement en biseau, on la termine transversalement, fig. 12, et on applique au greffon, fig. 13, à la naissance de son biseau, un cran à angle droit, qui sert à mieux le maintenir sur le sujet. Après l'opéra-

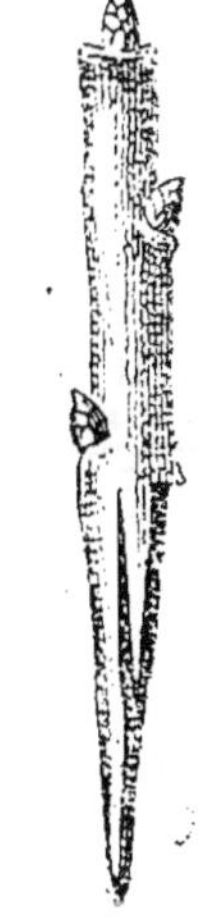

Fig. 12

Fig. 13

tion, l'arbre greffé présente à peu près l'aspect de la fig. 14.

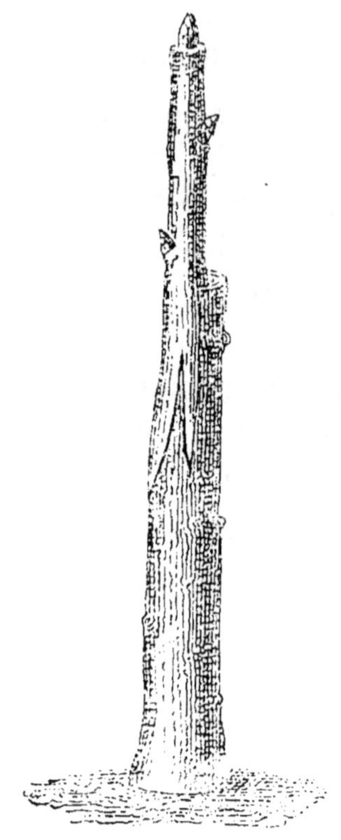

Fig. 14

On greffe en grand de cette manière, dans les pépinières renommées de MM. Leroy, d'Angers.

GREFFE EN FENTE-BOUTURE

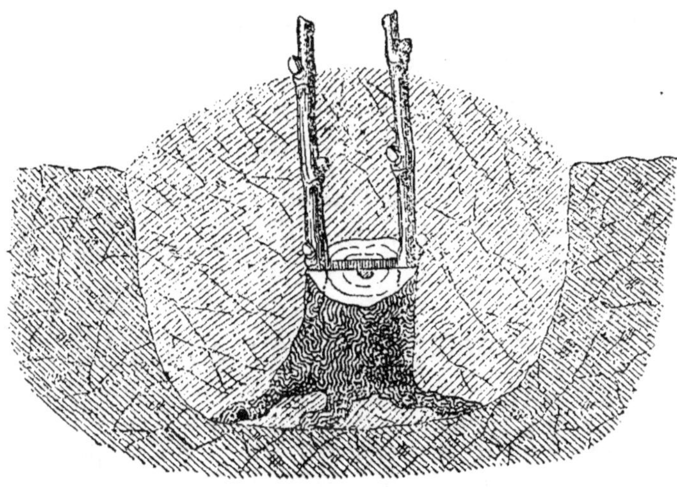

Fig. 15

La greffe en fente-bouture est usitée pour la vigne qu'elle rajeunit, tout en y faisant produire la variété de raisin que l'on désire.

Pour cela, fig. 15, il faut commencer par déchausser le cep jusqu'à la naissance des premières grosses racines. Ensuite, on coupe le pied et on le fend pour y introduire, suivant sa grosseur, un ou deux sarments préparés comme dans la greffe en fente ordinaire, fig. 16. On maintient solidement en contact les parties, à l'aide d'un lien d'osier ; puis l'on couvre l'endroit opéré, seulement avec de l'argile pétrie. Après, on comble l'excavation, de façon à enterrer les greffons jusqu'à la bourre d'en haut. Ceux-ci

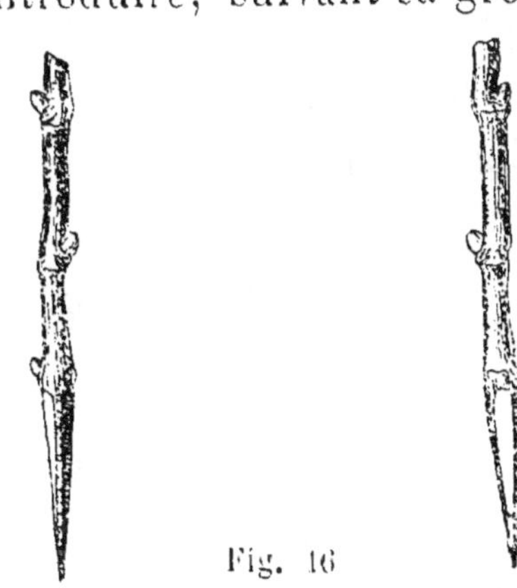

Fig. 16

alimentés alors par deux sources différentes : par les racines de la souche et par les racines que leur portion enterrée ne tarde pas à développer, le succès est pour ainsi dire toujours assuré.

On doit attendre pour greffer la vigne qu'elle soit en pleine sève, qu'elle *pleure*, comme on dit vulgairement. Ce moment est ordinairement le mois d'avril. L'automne également est favorable à la pratique de cette greffe.

GREFFE EN ÉCUSSON

C'est la greffe de prédilection des pépiniéristes, en ce sens qu'elle est d'une exécution simple, facile et applicable à toute espèce d'arbre.

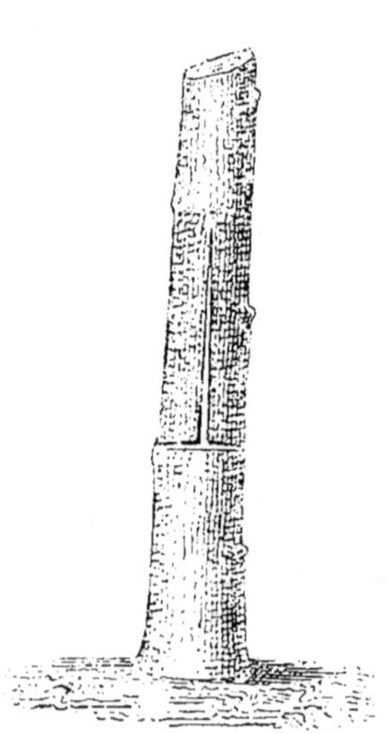

Fig. 17

Sur une jeune tige ou une jeune branche, fig. 17, on opère deux incisions simulant un t majuscule renversé (⊥). A l'aide de la spatule du greffoir, on soulève les lèvres de l'incision longitudinale sous lesquelles on introduit le greffon, qui doit imiter une sorte d'*écusson*, vu de haut en bas, fig. 18. Quand l'écusson est placé, on le maintient appliqué contre l'aubier du sujet, à l'aide d'une ligature qu'on dispose de façon à ne pas

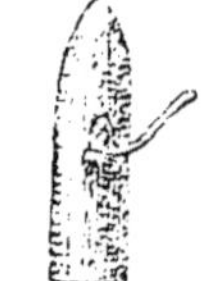

Fig. 18

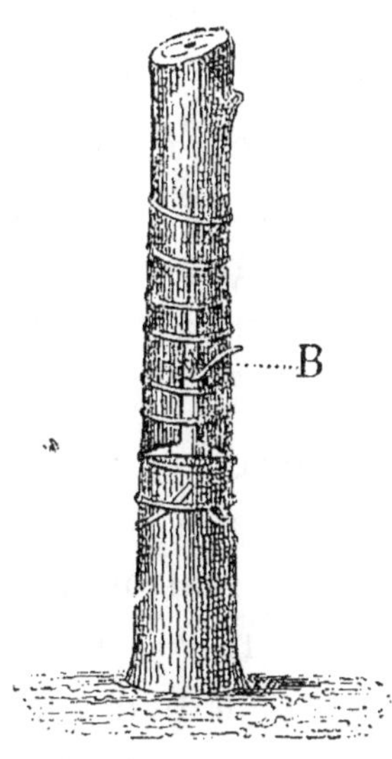

Fig. 19

emprisonner l'œil **B** qui doit rester libre pour reprendre, fig. 19.

Pour lever les écussons des bourgeons à greffons, fig. 20, on peut agir de deux manières : la première, qui est la plus ordinaire, consiste à faire trois incisions, une transversale et deux obliques se reliant entr'elles ; puis, avec la spatule ou une pression des doigts, à détacher délicatement cette plaque, prenant garde d'endommager la racine de l'œil **C**,

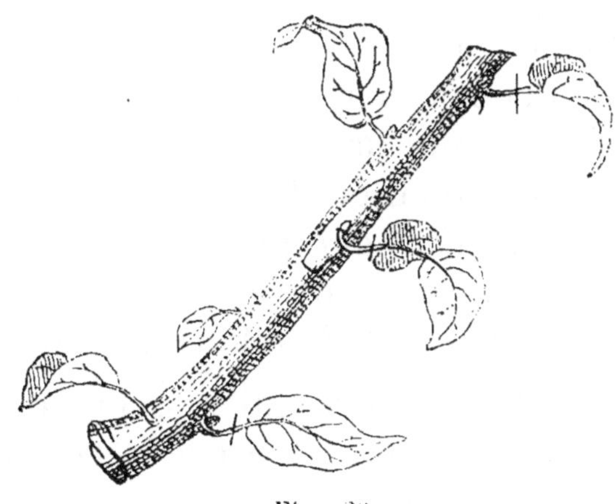

Fig. 20

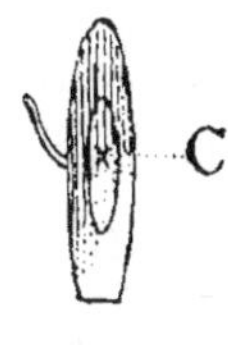

Fig. 21

fig. 21, sans laquelle la reprise ne pourrait avoir lieu.

Le second procédé consiste à emporter l'écusson d'un seul coup de greffoir, en faisant glisser la lame de cet outil de haut en bas, sous l'écorce et de manière à entamer un peu l'aubier. Ce dernier mode d'opérer est plus expéditif que le premier, mais sa pratique réclame une certaine habileté.

Quinze ou vingt jours après la pose de l'écusson, si l'opération a été convenablement exécutée, la soudure s'est déjà opérée; alors on desserre la ligature pour prévenir la formation des bourrelets qui entraveraient la circulation de la sève.

Pour s'assurer de la réussite de la greffe, on examine l'état du bout de pétiole de l'écusson : s'il a conservé sa fraîcheur ou s'il se détache au moindre attouchement, le succès est certain. Si, au contraire, cette queue s'est desséchée et ridée, l'opération a manqué. On peut de nouveau recommencer si le sujet est encore assez en sève.

On écussonne à deux époques de l'année : au printemps et en automne. Dans la première saison, la greffe est dite à *œil poussant*, parce que l'œil *pousse* peu de temps après l'opération, et, dans la seconde saison, la greffe est dite à *œil dormant*, parce que l'œil reste stationnaire, *dort* jusqu'au printemps suivant. La greffe à œil dormant est préférable à celle à œil poussant.

Toutefois, certains arbres qui cessent d'être en sève de bonne heure doivent être greffés à l'époque de la première sève, c'est-à-dire en juin ou en juillet, tels sont les abricotiers, les pruniers, les cerisiers, etc.; tandis que les poiriers, les pommiers, les amandiers, etc., ne doivent l'être qu'à l'époque de la dernière sève, c'est-à-dire en août ou en septembre. Ces divers temps, qu'on ne saurait préciser, varient encore suivant le climat, l'état de la température, la nature du sol, etc.; enfin, il faut que l'écusson se soude mais ne se développe pas.

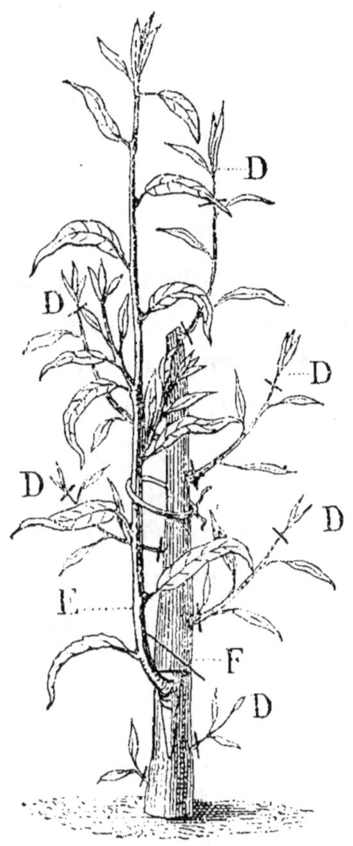

Fig. 22

Quelle que soit la saison qu'on choisisse pour écussonner, on ne doit couper la tête du sujet greffé que lorsque l'écusson part. **A** ce moment, fig. 22, on rabat la tige à environ quinze ou vingt centimètres au-dessus de la greffe ; on conserve au sujet tous les bourgeons **D**, qui s'y développent, lesquels attirent la sève au profit du bourgeon de la greffe **E**, seulement on les tient pincés court. Quand le greffon a atteint une longueur d'environ 0m,20, on supprime les *appel-sève D*, qui avaient été rognés, mais on laisse toujours subsister l'onglet ou chicot du sujet, lequel alors sert de tuteur ; on y fixe, à l'aide d'une ligature, le produit de l'écusson.

Au mois d'août, quand le greffon est devenu ligneux, c'est-à-dire assez consistant pour résister à la violence du vent, on fait disparaître le chicot au point F, et la plaie qui en résulte a encore le temps de se cicatriser avant l'arrivée des grands froids. En suivant ces indications, on obtient généralement des sujets-types.

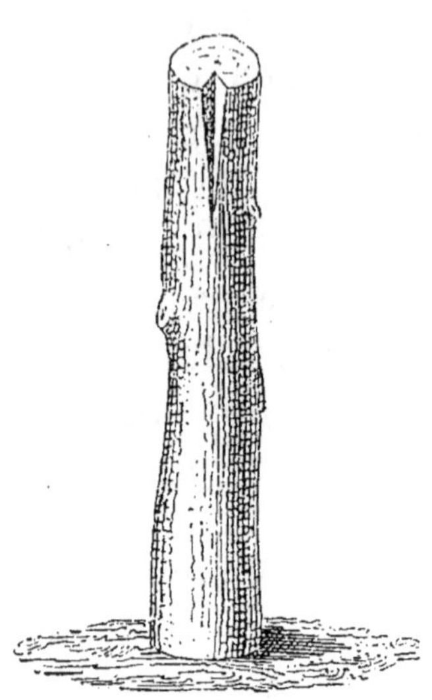

Fig. 23

GREFFE PAR ENTAILLE TRIANGULAIRE

Après avoir décapité le sujet, fig. 23, on y opère une entaille longitudinale en forme de raînure de 3 à 4 cent. de longueur sur 1/3 de cent. de largeur. Le greffon, fig. 24, est préparé de façon que sa base remplisse exactement la mortaise du sujet, comme l'indique la fig. 25. Ensuite on lie et on mastique.

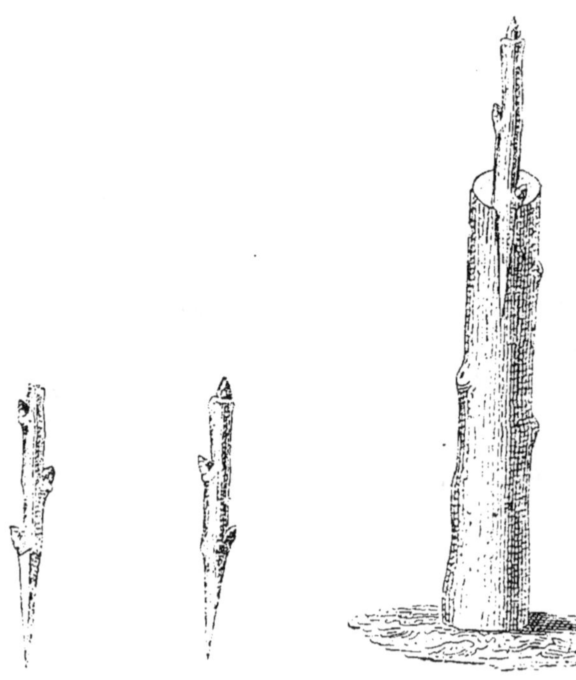

Fig. 24

Fig. 25

GREFFE PAR APPROCHE

Les greffes de cette série se distinguent des précédentes en ce que le greffon n'est séparé du pied-mère qu'après la reprise. Les avantages inhérents aux greffes par approche sont : de garnir les vides existant sur la tige et sur les branches charpentières d'un arbre disposé sous une forme quelconque ; d'obtenir, dans les palmettes, des étages à branches opposées ; de rétablir l'équilibre de la végétation entre les branches de charpente, en greffant sur la plus faible des bourgeons vigoureux de la plus forte ; enfin, de faire franchir à la sève un obstacle qui s'oppose à son passage, en faisant souder, juste au-dessus de ce point, l'extrémité d'un bourgeon inférieur à la partie entravante que l'on peut ensuite faire disparaître sans inconvénient.

Ces greffes, toujours assurées de la réussite lorsqu'elles sont convenablement appliquées, ont encore le mérite de pouvoir être mises en pratique en toutes saisons ; toutefois, le printemps semblerait le moment le plus opportun.

GREFFE PAR APPROCHE ORDINAIRE.

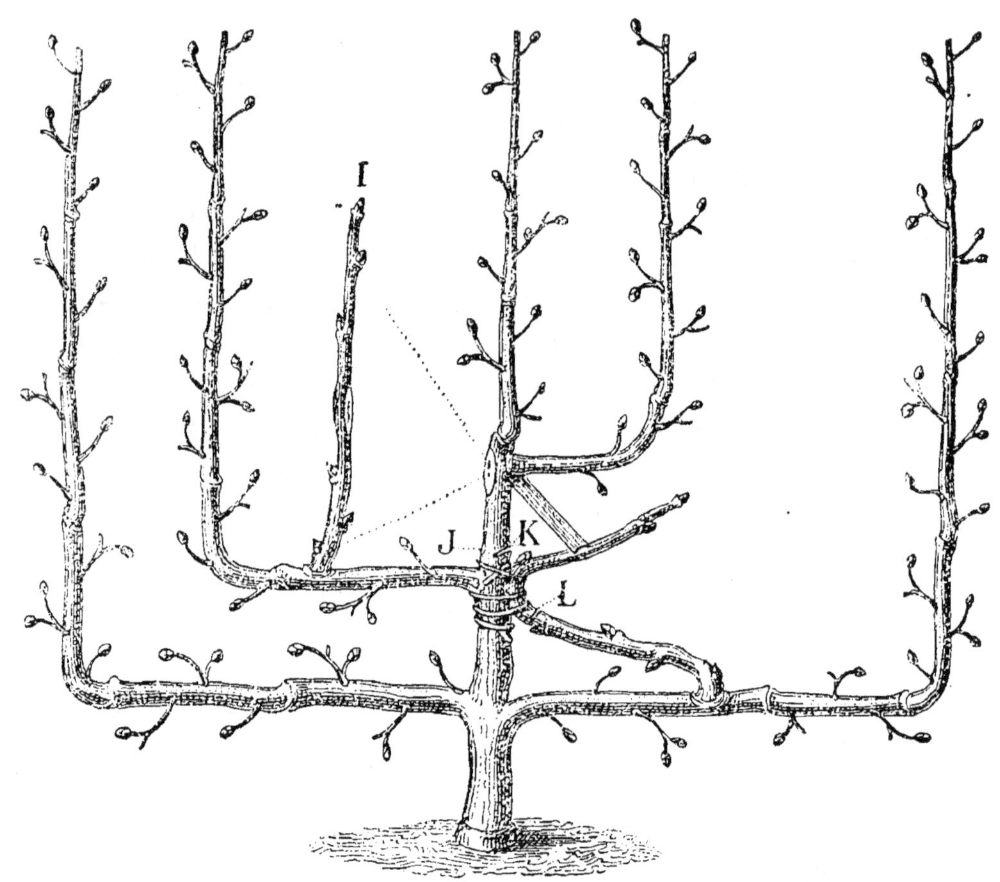

Fig. 26

On rapproche le greffon I contre le sujet ou la tige J, et, sur leur point de contact, on fait, à chacun d'eux, une plaie de dimension égale. Ces plaies, qui doivent pénétrer dans l'aubier, seront proportionnées à la force des parties à unir. On ajuste les plaies et on ligature. Afin d'arrêter sur la greffe une plus grande quantité de sève, on exécute au-dessus du point opéré un cran en forme de croissant, K. Avant la fin de la végétation, le rameau se soude au corps de l'arbre ; ensuite, quelque temps après, on sèvre et l'on reconstitue en coursonne fruitière la branche qui a fourni le greffon.

Pour habituer celui-ci à vivre peu à peu par lui-même, on y applique, quinze ou vingt jours après l'opération, au point L, une légère entaille au-dessous de son point de jonction ; un mois plus tard, on approfondit l'encoche jusqu'aux deux tiers de l'épaisseur du rameau, et, au printemps suivant, alors que l'union est parfaite, on coupe définitivement.

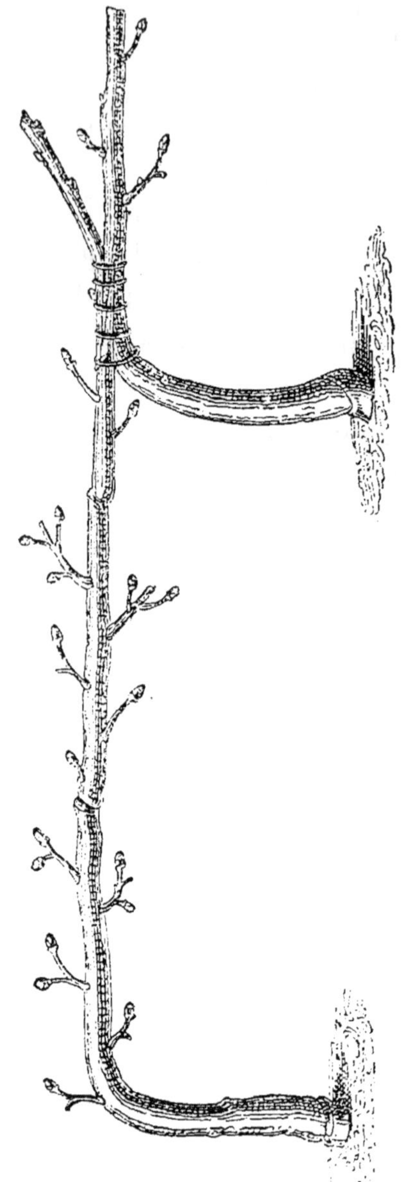

Fig. 27

GREFFE PAR APPROCHE ANGLAISE

Cette greffe est particulièrement employée pour relier l'une avec l'autre les tiges des arbres d'un cordon horizontal, fig. 27. Son mode d'exécution est à peu près celui de la greffe en fente anglaise ordinaire. Au point de rencontre, le sujet **M** et le greffon N, fig 28, sont incisés en sens opposé. Ensuite, on amincit en coin les éclats résultant des incisions et on les agence ensemble, assurant leur union par une forte ligature.

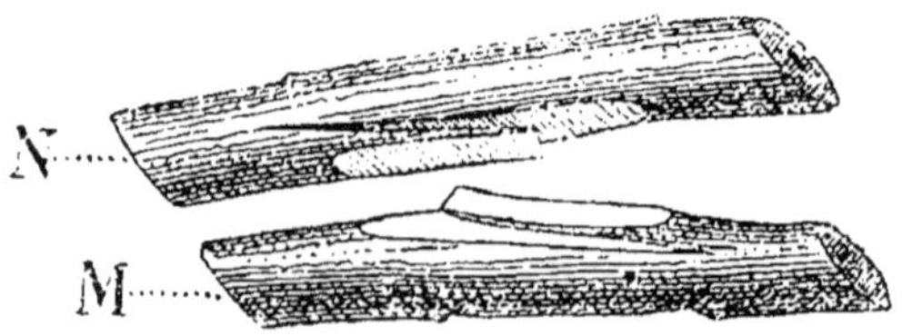

Fig. 28

GREFFE EN ARC-BOUTANT

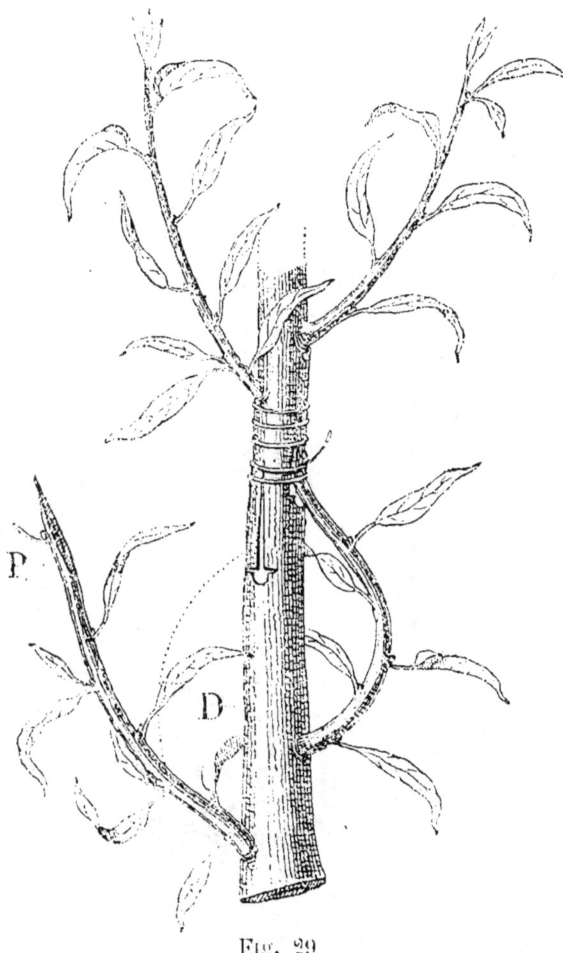

Fig. 29

Sur les arbres qu'on veut ainsi greffer, fig. 29, on applique au sujet D, des incisions semblables à celles pour la greffe en écusson, on fait seulement en plus, sous l'incision transversale, une entaille pour enlever une petite parcelle d'écorce, afin de pouvoir insérer plus facilement, sous les lèvres de l'incision longitudinale, la partie du greffon préparée à cet effet. Le greffon P, est racourci plus ou moins, suivant l'endroit où on veut le faire souder; on le coupe en biseau très-allongé, et à l'opposé d'un bouton auquel on ne conserve qu'une partie de la queue de sa feuille. Après, on fait pénétrer la portion taillée du greffon dans l'endroit destiné à la recevoir, et on ligature.

GREFFE PAR APPROCHE HERBACÉE

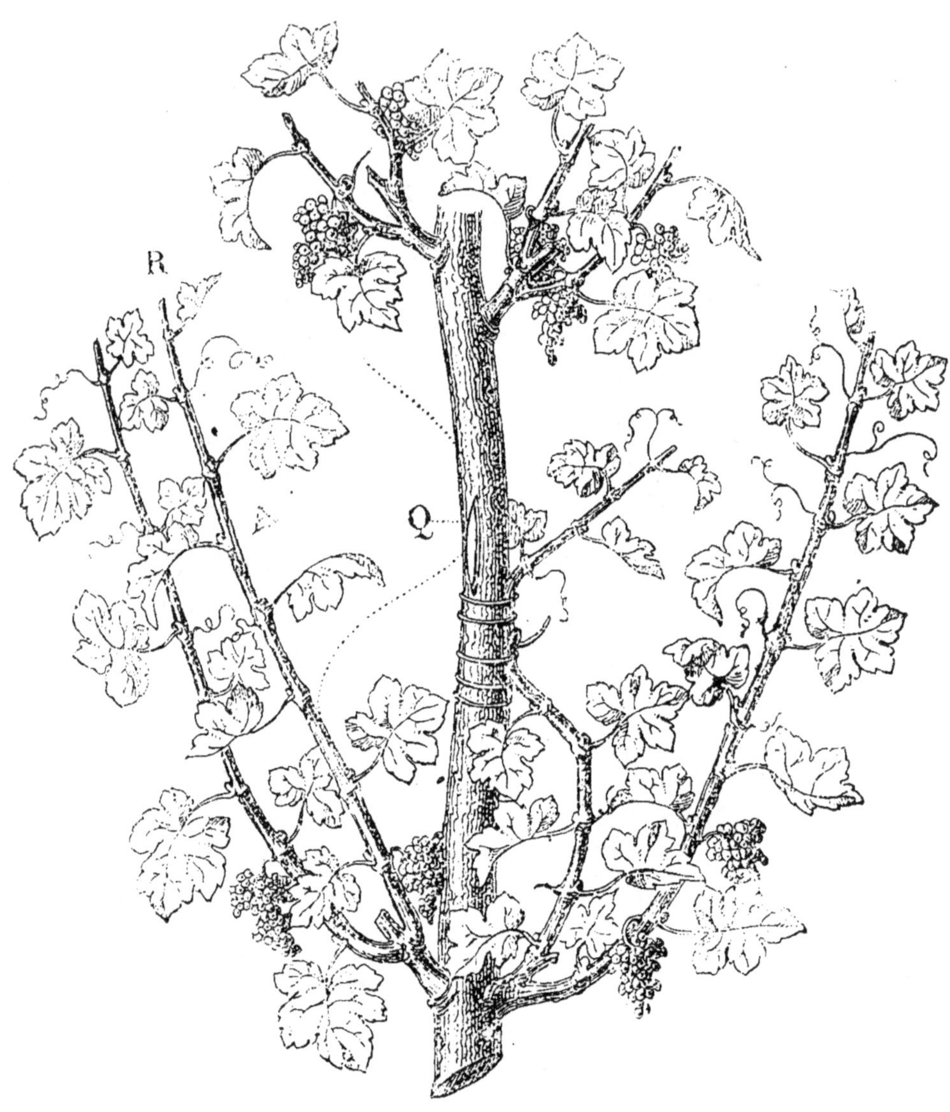

Fig. 30

Cette greffe est applicable au pêcher et à la vigne pour remplacer les coursonnes fruitières qui manquent.

Au mois de juin ou de juillet, quand les bourgeons sont devenus un peu consistants, on creuse, sur la partie à regarnir, fig. 30, en Q, par exemple, une rainure en forme de gouttière d'environ 0m, 04 de longueur sur 1/2 cent. environ de largeur et de profondeur. Le bourgeon destiné à servir de greffon R, est taillé au point A, en forme de lame de couteau à large dos, sur une longueur égale à l'entaille du sujet et de manière qu'il se trouve une feuille à l'opposé de la partie incisée.

Le greffon est ensuite mis dans la rainure et fixé à l'aide d'une lanière.

GREFFE EN COURONNE

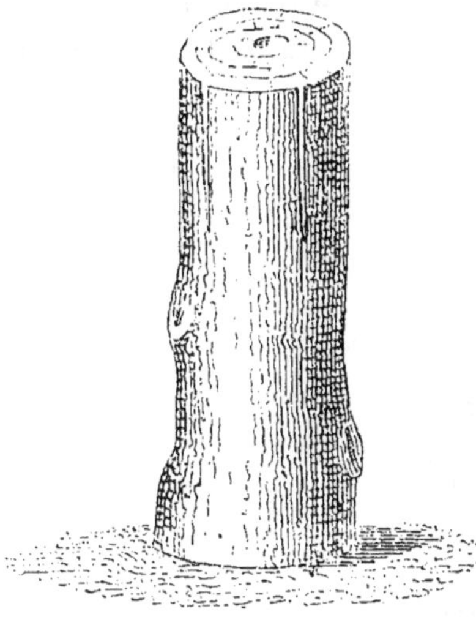

Fig. 31

Les greffes en couronne peuvent recevoir, avec succès, leur application sur toutes sortes d'arbres, comme aussi sur les sujets de toutes dimensions. Elles sont préférables à celles en fente en ce sens qu'elles mutilent moins le sujet. La pratique de cette greffe consiste, une fois qu'on a tronqué le sujet, fig. 31, à inciser longitudinalement l'écorce à partir de l'aire de la coupe et à descendre ces incisions jusqu'à 2 ou 3 cent. au-dessous. Les greffons, fig. 32, sont taillés en bec de clarinette allongé et ensuite insérés sous les lèvres de chaque incision. On peut poser plusieurs greffons sur le même sujet, il s'agit seulement de conserver entr'eux un intervalle d'environ 0m. 05, de

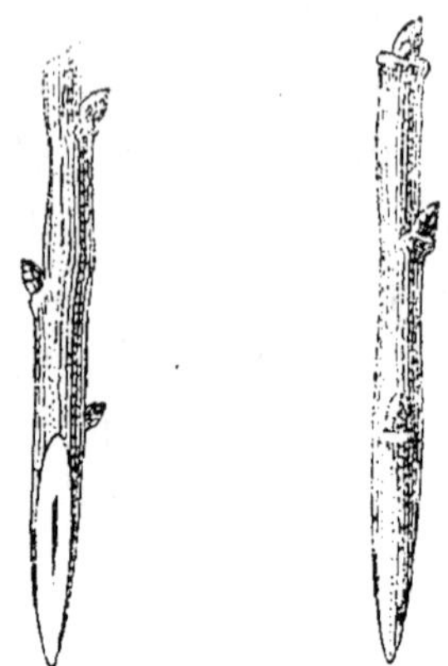

Fig. 32

manière à avoir une couronne de greffons, comme le montre la fig. 33. On emploie, pour ligature, un fort lien et on mastique soigneusement.

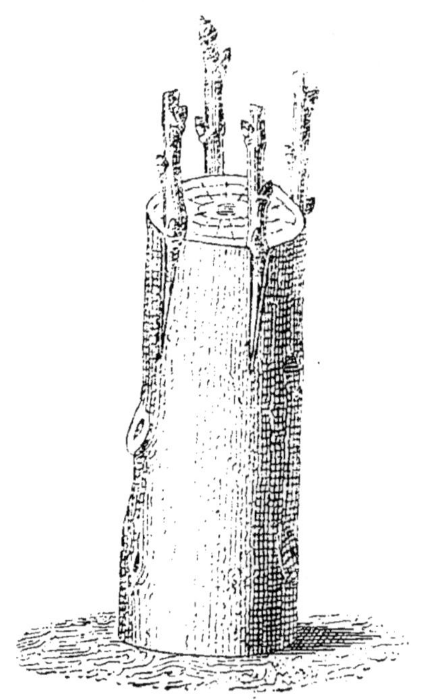

Fig. 33

GREFFE EN COURONNE PERFECTIONNÉE

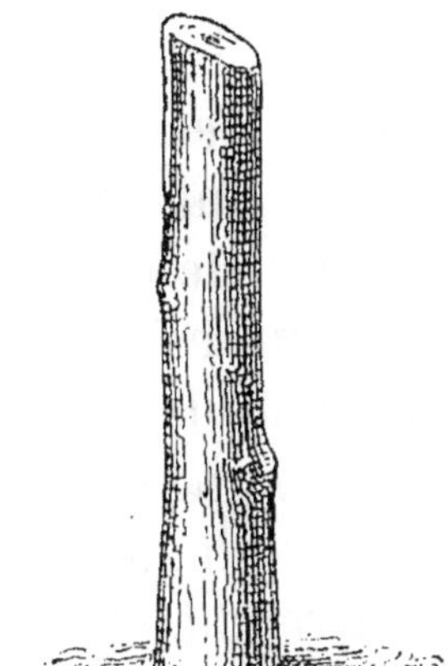

Fig. 34

Lorsque le sujet n'offre place que pour un seul greffon, on coupe la tige obliquement, fig. 34, et on opère l'incision du côté le plus haut du biseau. Le greffon, fig. 35, est préparé comme dans l'exemple précédent et compliqué, au point S, d'une encoche à angle aigu exécutée en vue de l'asseoir plus solidement sur le sommet du sujet, fig. 36.

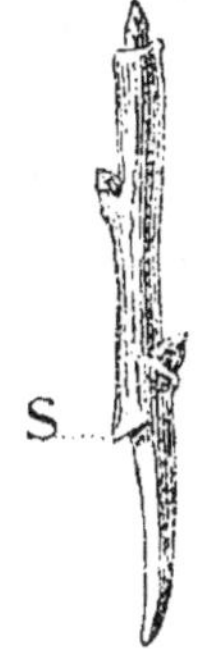

Fig. 35

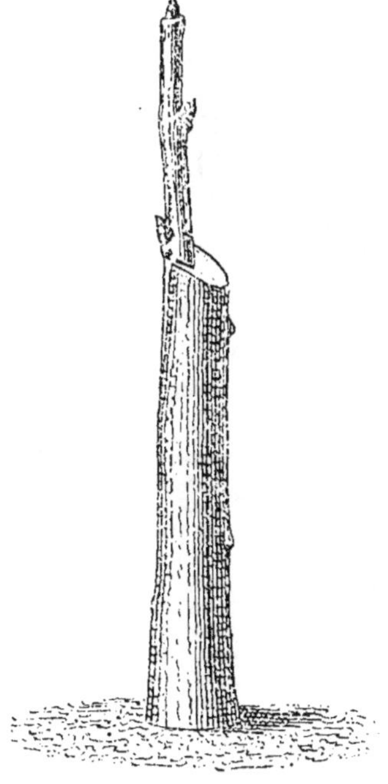

Fig. 36

Pour réussir les greffes en couronne, on doit les mettre en application quand les sujets sont bien en sève, c'est-à-dire quand l'écorce se sépare facilement du bois.

GREFEE DE COTÉ, A FRUIT

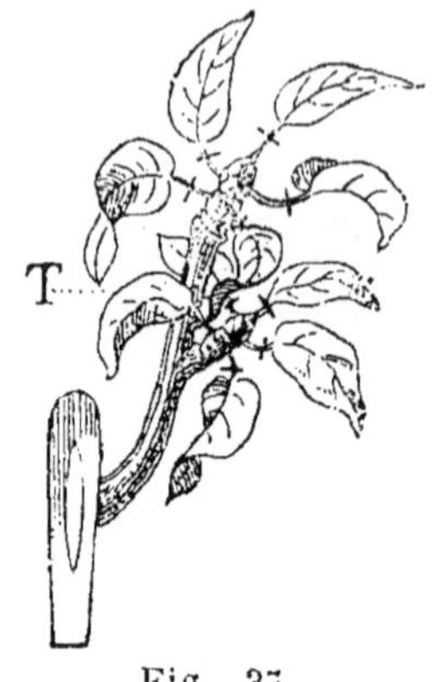

Fig. 37

Quand les arbres sont rebelles à la fructification, un moyen infaillible pour les mettre à fruit consiste à choisir, sur la fin de l'été, et sur les variétés à gros fruits, des brindilles couronnées, c'est-à-dire terminées par des boutons à fleurs (on distingue ces derniers à leur forme arrondie et à la rosette de feuilles qui les entourent). Ces greffons **T**, fig. 37, sont détachés de l'arbre avec une lamelle d'écorce et un peu de bois.

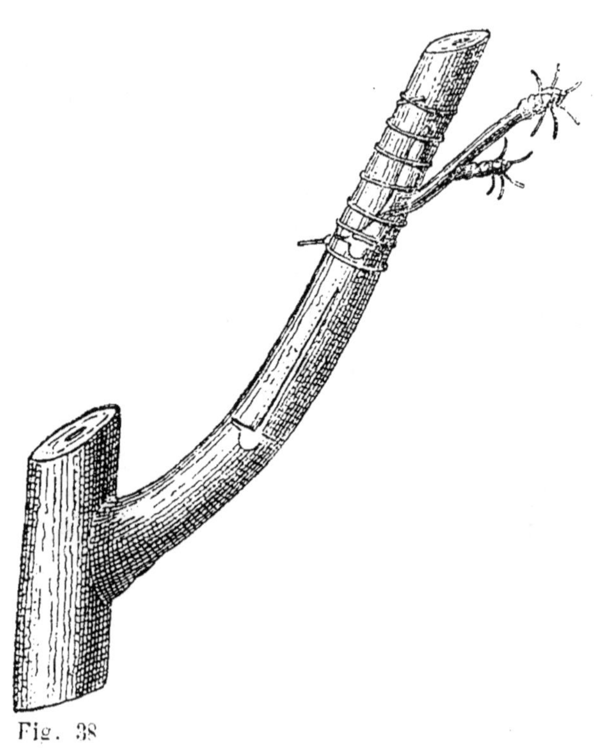

Fig. 38

Sur les endroits destinés à être greffés, fig. 38, on dispose la place comme pour la greffe en arc-boutant, en enlevant aussi, sous l'incision transversale, un peu d'écorce pour permettre au greffon d'adhérer plus intimement à l'aubier du sujet.

Durant l'automne et une partie de l'hiver, la production greffée s'unit à la branche; au plus prochain printemps, elle épanouit ses boutons, et, à l'automne suivant, on en obtient des fruits plus gros même, si l'on peut dire ainsi, chez son père nourricier, qu'ils ne le fussent devenus avec son père légitime.

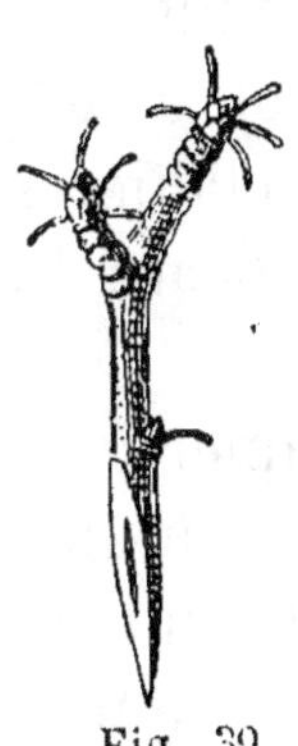

Fig. 39

A défaut de greffons avec talon, on peut également employer le rameau à fruit simple, fig. 39, qu'on taille comme dans la greffe en couronne ordinaire et qu'on place, sur le sujet, de haut en bas, ainsi que le conseille M. Forest, habile professeur d'arboriculture, à Paris. Ainsi disposé, le greffon offre plus de solidité et donne de plus gros fruits.

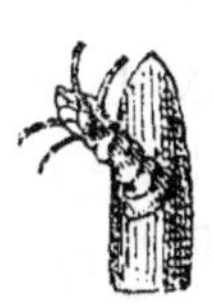

Fig. 40

Mais, dans aucun cas, il faut se servir de lambourdes (productions courtes et ridées), fig. 40 : ces coursonnes ayant l'inconvénient de s'éteindre après quelques années seulement de fructification.

La greffe de côté n'est avantageuse que pour les arbres à fruit à pepins.

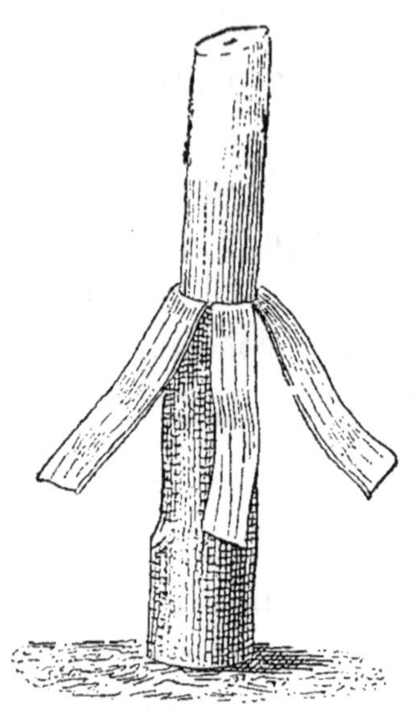
Fig. 41

GREFFE EN FLUTE OU EN SIFFLET

On choisit, habituellement, le printemps pour accomplir cette greffe. A ce moment, on rabat la tige ou la branche, d'un ou deux ans d'âge au plus, au point le plus convenable pour opérer, fig. 41 ; puis, sur une longueur d'environ 0^{m},03, on divise son écorce en lanières longitudinales qu'on sépare du contact de l'aubier, sans les supprimer toutefois. Pour porte-greffons, on se munit d'un rameau de même grosseur que le sujet, auquel on enlève, au moyen d'une incision circulaire et à l'aide d'une pression des doigts exercée latéralement et alternativement, un anneau ou tuyau d'écorce muni d'un ou deux bons boutons à bois, fig. 42. Après, on coiffe le sujet de ce tuyau que l'on enfonce jusqu'à ce que sa partie interne appuie exactement sur l'aubier du sujet.

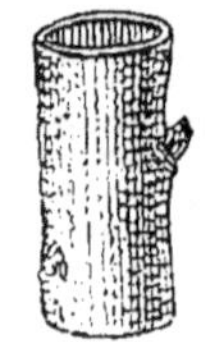
Fig. 42

Pour empêcher l'humidité de s'insinuer entre les parties en contact, on racle, avec un instrument tranchant, la partie du sujet laissée à nu et on accumule les bavures qui en résultent sur le sommet de l'anneau. Ensuite, on relève les lanières et on les maintient contre l'anneau avec une ligature. On enduit de mastic le sommet tronqué du sujet, fig. 43.

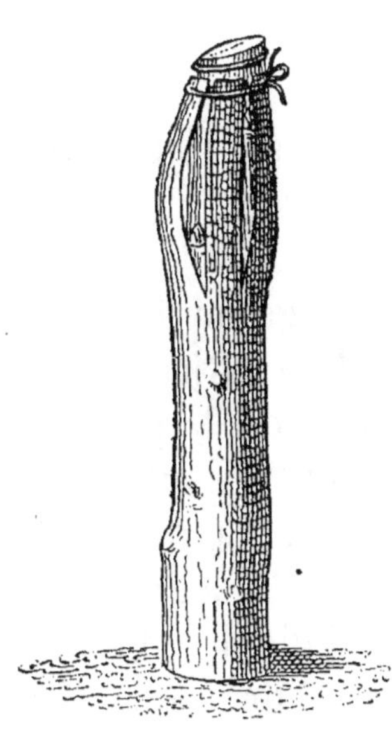
Fig. 43

On peut opérer aussi quoique le sujet soit plus petit que le diamètre de l'anneau en fendant ce dernier, fig. 44, dans l'entre-deux des boutons, et en lui retranchant une bande d'écorce correspondant au degré de petitesse du sujet. Quand, au contraire, le diamètre du sujet est plus fort, que celui du greffon on ouvre encore ce dernier, mais on laisse adhérer au sujet une lanière d'écorce proportionnée au degré de petitesse du greffon.

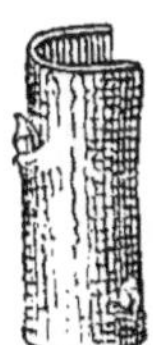
Fig. 44

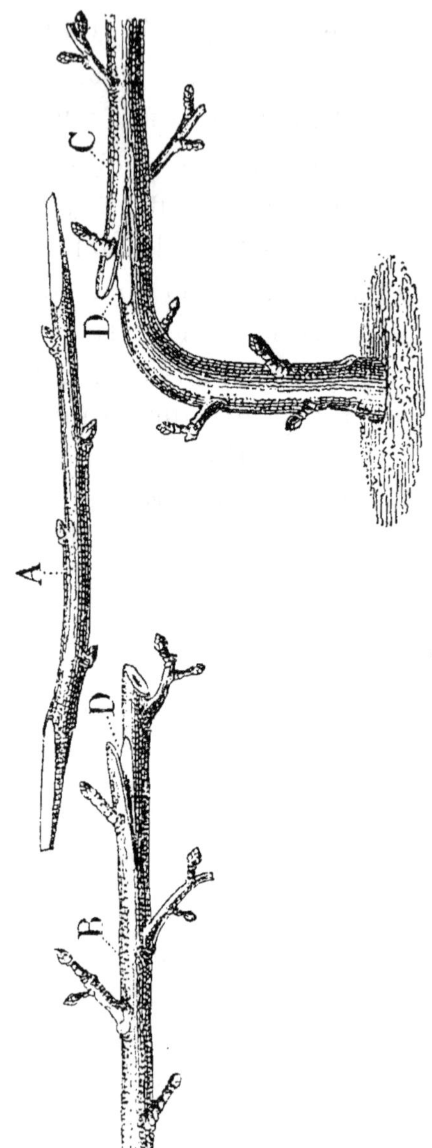

Fig. 45

GREFFE DE RALLONGE

—

Cette greffe imaginée par MM. Ricaud, de Beaune, est la plus curieuse entre toutes ; elle est usitée pour joindre et souder deux sujets trop éloignés l'un de l'autre, fig. 45. Voici comment on opère : on se munit d'abord, pour greffon, d'un rameau bien constitué, **A**, qu'on aiguise de chaque bout en biseau double, et aux points où il doit porter sur les sujets **B** et **C**, on ouvre en sens inverse des fentes pénétrant jusqu'au bois et d'une longueur d'environ 0^{m}, 03. Les parties taillées du greffon sont ensuite introduites dans ces sortes d'encoches **D D** et puis solidement assujetties à l'aide d'une bonne lanière, comme le représente la fig. 46.

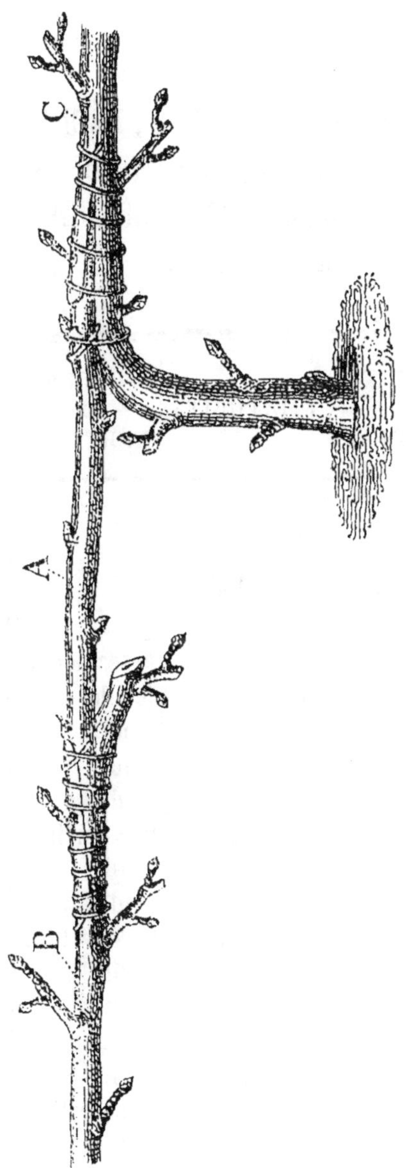

Fig. 46

Telles sont les greffes les plus utiles et les plus curieuses usitées en arboriculture fruitière. Les autres n'étant que des modifications plus ou moins heureuses de celles qui viennent d'être exposées, il est facile ensuite d'en découvrir la pratique et même d'en inventer de nouvelles.

LISTE A PROPAGER

DES MEILLEURES VARIÉTÉS

DE

POIRES, POMMES, ABRICOTS, PRUNES, CERISES, PÊCHES, AMANDES, RAISINS, GROSEILLES, FRAMBOISES, COING, FIGUES, NÈFLES, NOISETTES, AZÉROLES, SORBES, NOIX, CHATAIGNES ET OLIVES.

NOMS DES VARIÉTÉS	VOLUME DU FRUIT	MATURITÉ	DEGRÉ DE FERTILITÉ
POIRES (Fruits de table)			
Citron des Carmes (St-Jean).	moyen.....	fin juin....	assez fertile
Doyenné de Juillet	petit.......	juillet	fertile.
Duchesse de Berry d'été. ...	id.	id.	id.
Beurré Giffard....	assez gros .	id.	id.
Epargne......	id.	id.	id.
Bergamotte d'été.	petit......	id.	très-fertile.
Glos blanquet (cramoisine) .	moyen.....	id.	fertile.
Bon-Chrétien Williams......	gros.......	août.......	id.
Bonne d'Ezée	assez gros..	août-sept ..	très-fertile.
Beurré d'Amanlis	gros.......	septembre..	fertile
Fondante des bois..........	très-gros ..	sept.-octo..	id.
Saint-Nicolas...............	gros......	id.	id.
Beurré superfin	assez-gros..	id.	id.
Duchesse d'Angoulême	très-gros...	id.	très-fertile.
Seigneur	gros	id.	fertile.
Alexandrine Douillard	id.	octobre....	id.
Beurré blanc.......... ...	moyen ou gros.	id. ...	très-fertile.

NOMS DES VARIÉTÉS	VOLUME DU FRUIT	MATURITÉ	DEGRÉ DE FERTILITÉ
Baronne de Mello	moyen.....	octob.-nov.	très-fertile.
Bon-Chrétien Napoléon......	gros	id.	fertile.
Nouveau Poiteau	id.	id.	id.
Beurré Diel..............	id.	id.	id.
— Six..............	id.	novembre..	id.
— Clairgeau	très-gros ..	nov.-déc...	très-fertile.
— d'Ardenpont	gros.......	nov. à janv.	fertile.
— Bachelier.........	id.	nov. à mars.	id.
Saint-Germain d'hiver.	id.	id.	assez fertile.
Fondante de Noël	moyen	décembre..	id.
Beurré Sterckmans	gros.......	déc.-janvier	fertile.
— de Luçon..........	moyen.....	déc. à fév..	id.
Doyenné du Comice	gros.	id.	id.
Royale d'hiver	id.	id.	id.
Passe-Colmar.	moyen.....	id.	assez fertile.
Doyenné d'Alençon	gros.......	janv. à mars	fertile.
Joséphine de Malines	moyen	id.	assez fertile.
Doyenné d'hiver...........	gros.......	déc. à mars.	très-fertile
Bergamotte Espéren........	moyen.....	mars à mai.	fertile.

POIRES A CUIRE

Belle Angevine	énorme...	nov. à mars	assez fertile.
Martin sec	petit.......	déc. à fév. .	très-fertile.
Bon-Chrétien d'hiver......	assez gros..	déc. à juin.	fertile.

POMMES

Calville rouge d'été.........	moyen. ...	août	fertile.
Borowistki..............	assez gros..	id.	assez fertile.
Empereur Alexandre	très-gros...	sept. à déc.	id.
Belle Dubois	énorme....	octobre....	id.

NOMS DES VARIÉTÉS	VOLUME DU FRUIT	MATURITÉ	DEGRÉ DE FERTILITÉ
Reinette d'Angleterre.......	très-gros..	nov.-déc...	très-fertile.
— de Caux..........	id.	nov. à fév..	id
Calville rouge d'hiver........	gros........	nov. à avril.	id.
Linéous pippin	id	nov. à mai.	assez fertile
Reinette grise	id.	id.	très-fertile.
Reine des Reinettes	gros.......	déc. à janv.	fertile.
Reinette blanche du Canada..	id.	janv. à mars	id.
Baldwin..................	....	déc. à avril.	id.
Calville blanc	très-gros...	déc. à mai	très-fertile
Api rose...	très-petit...	déc. à juin	id.
Reinette grise du Canada .	gros.......	janv. à mars	fertile.
— du Vigan.........	id.	janv. à juin.	id
— Franche	assez gros..	fév. à juin.	id.

ABRICOTS

Précoce de Sardaigne	petit......	fin mai....	assez fertile.
Gros Muscat (St-Jean)......	très-gros ..	fin juin.. .	fertile.
Abricot-Pêche.	gros.......	juillet....	id.
Beaugé	id.	août.......	assez fertile.
Noor....	moyen. . .	septembre..	id.

PRUNES (Fruits de table)

De Montfort	moyen. ...	juillet	très-fertile.
Monsieur Hâtif	gros.......	août.......	id.
Reine Claude verte.........	id.	id.	assez fertile.
Reine Victoria	très-gros...	id.	très-fertile.
Ponds Seedling	id. ..	id.	assez fertile
Royale...................	gros... ...	id.	fertile.
Jefferson	id.	août-sept..	très-fertile.
Reine Claude de Bavay . ..	très-gros...	septembre..	assez fertile.
Coës Golden drop	gros.	id.	fertile.

NOMS DES VARIÉTÉS	VOLUME DU FRUIT	MATURITÉ	DEGRÉ DE FERTILITÉ
Kirkès	très-gros...	septembre..	fertile.
Washington	id.	octobre. ..	très-fertile.
Saint-Michel.....	moyen.....	id.	id.

Fruits pour Pruneaux ou Confitures

Mirabelle..	petit	mi-août....	très-fertile.
Sainte-Catherine....... ..	moyen. ...	mi-sept....	id.
Prune d'Agen ou robe de Sergent......	id.	id.	id.

CERISES

Hâtif de Bâle	gros..... .	com. de mai	fertile.
Impératrice Eugénie........	id.	mi-mai . ..	très-fertile.
Reine Hortense...	très-gros . .	juin.......	peu fertile.
May-Duck..	assez gros..	id.	très-fertile.
Montmorency à courte queue..	très-gros...	id.	peu fertile.
Bigarreau Napoléon	gros..	id.	très-fertile.
Belle de Choisy..	assez gros .	id.	peu fertile.
Griotte de Portugal	gros.......	juillet	très-fertile.
Morello de Charmeux	moyen.....	août-sept ..	assez fertile.

PÊCHES

Avant-Pêche	petit.......	juin.......	assez fertile.
Magdelaine.............. ..	assez gros..	juillet	très-fertile.
Grosse Mignone hâtive. ..	gros	id.	fertile.
Galande....	id.	août	assez fertile.
Belle-Bausse....	très-gros...	septembre..	fertile.
Bourdine..	gros.......	id	très-fertile.

NOMS DES VARIÉTÉS	VOLUME DU FRUIT	MATURITÉ	DEGRÉ DE FERTILITÉ
De Malte............................	moyen.....	septembre..	fertile.
Alberge jaune.............	très-gros...	id.	id.
Reine des Vergers...........	gros.......	id.	id.
Belle Impériale...........	id.	id.	très-fertile.
Brugnon Newington Early ..	id.	id.	fertile.
Violette hâtive...............	moyen.....	id.	id.
Bonouvrier................	gros.......	fin sept....	très-fertile.
Téton de Vénus..........	très-gros ..	octobre....	peu fertile.
Pourprée tardive...........	assez-gros..	fin octobre.	assez fertile.

AMANDES

Princesse..................	moyen.....	juillet.....	fertile.
Amandes à gros fruits......	très-gros ..	id.	assez fertile.

RAISINS (de table)

Morillon noir (St-Jean)	petit.....	juillet.....	très-fertile.
Précoce de Saumur.........	moyen.....	id.	id.
Malingre.................	id.	id.	id.
Magdelaine..............	gros.......	id.	assez fertile.
Chasselas doré............	moyen.....	août.......	très-fertile.
— rose de Falloux...	gros.......	id.	fertile.
— musqué.........	moyen....	id.	très-fertile.
— gros coulard......	gros.......	id.	fertile.
Frankental...............	id.	septembre..	id.
Cornichon violet...........	id.	id.	peu fertile.
Panse musquée...........	très-gros...	id.	fertile.
Malvoisie de la Drôme......	moyen.....	id.	id.
Marocain noir.............	gros.......	id.	id.
Muscat d'Alexandrie.....	id.	id.	id.
Gromier du Cantal.........	id.	octobre....	id.
Verdot..................	moyen....	id.	id.
Martinen	gros.......	hiver......	id

NOMS DES VARIÉTÉS	VOLUME DU FRUIT	MATURITÉ	DEGRÉ DE FERTILITÉ
RAISINS DE CUVE POUR VIN ROUGE			
Pinot	petit	août	peu fertile.
Alicante (Tinto)	moyen	septembre	très-fertile.
Petit Gamay	id.	septembre	fertile.
Mondeuse	gros	id.	id.
Serine noire	id.	id.	tres-fertile.
Persan	moyen	id.	fertile.
Cabernet-Sauvignon	petit	octobre	id.
Cahors	moyen	id.	très-fertile.
Gros Damas noir	gros	id.	id.
Mourastel	id.	id.	fertile.
Pulsard	id.	id.	très-fertile.
Syrah	moyen	id.	assez-fertile
Trousseau	gros	id.	fertiie.
POUR VIN BLANC			
Clairette	moyen	septembre	très-fertile.
Aramon blanc	très-gros	id.	id.
Morillon blanc	petit	id.	assez fertile.
Serine blanche	gros	id.	très-fertile.
Fendant blanc	moyen	id.	fertile.
Fromentée	petit	id.	très fertile.
Gentil blanc	id.	id.	fertile.
Meslier	assez-gros	id.	id.
Pinot blanc	petit	id.	peu fertile.
Riesling	id.	id.	fertile.
Sauvignon	moyen	id.	très-fertile.
Roussanne	gros	octobre	fertile.
Semillion	moyen	id.	id.
Vionnier	gros	id.	id.
Furmint	moyen	id.	assez fertile.

NOMS DES VARIÉTÉS	VOLUME DU FRUIT	MATURITÉ	DEGRÉ DE FERTILITÉ
GROSEILLES A GRAPPES			
Hâtive de Bertin...	gros.......	fin mai...	très-fertile.
Groseille-Cerise ou à gros fruits	id.	juin.......	fertile.
Blanche de Hollande........	id.	id.	id.
Queen Victoria............	id.	id.	id.
Versaillaise...	très-gros...	id.	id.
Rouge de Hollande....... .	id.	juillet.....	très-fertile.
GROSEILLES A MAQUEREAU à peau lisse.			
Grosse verte ronde..	très-gros...	juin.......	très-fertile.
— rouge clair....... ..	id.	id.	id.
Très-grosse jaune........ .	id.	id.	id.
GROSEILLES à peau hérissée ou velue			
Longue	gros..... .	juin.......	fertile.
Grosse jaune	id.	id.	id.
— ronde	très-gros...	juillet.....	id.
GROSEILLES NOIRES ou CASSIS			
Royale de Naples....	gros.. . ..	juillet	très fertile.
FRAMBOISES			
F. des Alpes ou de tous les mois	moyen.....	juin.......	fertile.
Belle de Fontenay	gros......	id.	id.
Falstaff..................	très-gros...	id.	id.
Jaune d'Anvers....	gros.. ...	id.	id.

NOMS DES VARIÉTÉS	VOLUME DU FRUIT	MATURITÉ	DEGRÉ DE FERTILITÉ
COING			
De Portugal	très-gros	octobre	fertile.
FIGUES			
Blanche ronde	moyen	juin	fertile.
Magdelaine	gros	juillet	id.
Angélique	moyen	août	très-fertile.
Bourgeassotte blanche	gros	id.	fertile.
Gourneau blanc	id.	septembre	id.
Violette de Bordeaux	id.	id.	id.
Figue-Datte	id.	id.	id.
Marseillaise à gros fruits	id.	id.	id.
— à petits fruits	petit	id.	id.
Grise	id.	id.	id.
NÈFLE			
A fruits monstrueux	très-gros	hiver	assez fertile.
NOISETTES			
A grappes	moyen	octobre	fertile.
Rouge de Provence	gros	id.	id.
Aveline blanche	id.	id.	id.
— rouge	id.	id.	id.
AZÉROLES			
A gros fruit blanc	très-gros	octobre	fertile.
— rouge	id.	id.	id.

NOMS DES VARIÉTÉS	VOLUME DU FRUIT	MATURITÉ	DEGRÉ DE FERTILITÉ
NOIX			
Mésange	moyen......	octobre....	fertile.
De la Saint-Jean	gros.......	id.	id.
A gros fruit long..........	très-gros...	id.	très-fertile.
CHATAIGNES			
Exalade...	gros.......	hiver......	très-fertile.
Marron doré de Lyon.......	très-gros...	id.	fertile.
— du Luc	id.	id.	id.
Pourtalonne	gros.......	id.	très-fertile.
SORBE			
A gros fruits	très-gros...	octobre....	fertile.
OLIVES (pour la table)			
Picholine	gros.......	novembre .	fertile.
Prune	très-gros ..	id.	assez fertile
Espagnole.	gros.......	id.	fertile.
OLIVES pour l'Huile			
Solette...	moyen......	novembre..	fertile.
Blanquette....	id.	id.	id.
Campanette........	id.	id.	id.
Bouquetier	id	id.	très-fertile

www.ingramcontent.com/pod-product-compliance
Lightning Source LLC
LaVergne TN
LVHW050455160826
845677LV00003B/795

* 9 7 8 2 3 2 9 6 6 9 7 5 5 *